AF611227

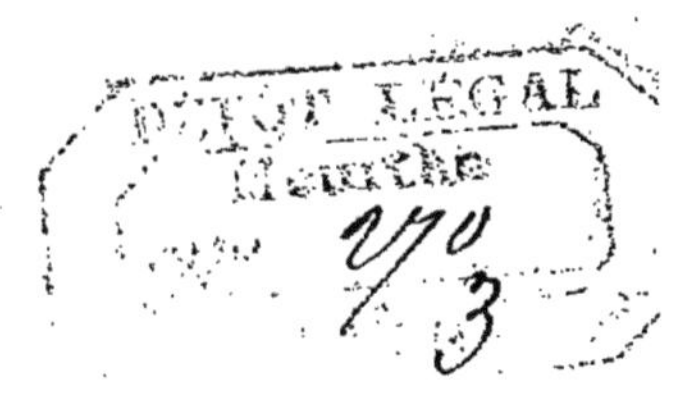

QUELQUES MOTS

SUR LES RAIES DE LA CHLOROPHYLLE

ET LEURS APPLICATIONS

EN PHYSIOLOGIE, EN TOXICOLOGIE ET EN PHARMACIE

Extrait des **Mémoires de la Société de médecine de Nancy**, *année 1871-72*

QUELQUES MOTS

SUR LES

RAIÈS DE LA CHLOROPHYLLE

ET LEURS APPLICATIONS

EN PHYSIOLOGIE, EN TOXICOLOGIE ET EN PHARMACIE

SUIVIS D'UN

PROGRAMME DE MANIPULATIONS

SUR LES BANDES SPECTRALES D'ABSORPTION

PAR

M. J. CHAUTARD

Professeur de physique à la Faculté des sciences, Membre de l'Académie de Stanislas, de la Société de Médecine de Nancy, du Conseil central d'hygiène et de salubrité du département, etc, etc.

Omnia labore.

NANCY

BERGER-LEVRAULT ET Cie, IMPRIMEURS DE LA SOCIÉTÉ DE MÉDECINE

11, RUE JEAN-LAMOUR, 11

1873

Nancy, imprimerie de Berger-Levrault et Cie.

QUELQUES MOTS

SUR LES

RAIES DE LA CHLOROPHYLLE

ET LEURS APPLICATIONS

EN PHYSIOLOGIE, EN TOXICOLOGIE ET EN PHARMACIE

Les dissolutions colorées, métalliques ou autres, interposées entre une source de lumière et un prisme, font disparaître dans le spectre un certain nombre de couleurs (1). Cette absorption se produit quelquefois d'une manière pour ainsi dire locale et se caractérise par des bandes plus ou moins foncées, nommées *bandes* ou *raies d'absorption* qui, généralement, constituent un caractère spécifique de la substance em-

(1) Les dissolutions bleues de sels de cuivre, et en particulier le sulfate de cuivre ammoniacal, ne laissent passer que le bleu et le violet; les dissolutions de fuschine absorbent toutes les couleurs, sauf le rouge; le chlorure de cuivre ou celui de nickel ne donne que du vert et un peu de bleu; une teinture jaune de safran ou de curcuma ne se laisse pénétrer que par le jaune, l'orangé mêlés aux extrémités d'un peu de rouge et de vert.

ployée ([1]). Mais ces bandes exigeant, pour apparaître nettement, que la dissolution soit dans un état particulier de concentration, n'ont reçu jusqu'à présent, au point de vue de l'analyse, sauf toutefois celle du sang, que des applications fort restreintes. Je me propose, dans ce travail, d'étendre les applications aux dissolutions de chlorophylle, lesquelles, examinées au spectroscope, offrent des phénomènes d'une telle sensibilité qu'il devient possible de les utiliser comme moyen analytique, soit en physiologie, soit en toxicologie et même, à certains égards, en pharmacie.

(1) Le permanganate de potasse donne de magnifiques bandes au nombre de six ou sept dans toute la partie moyenne du spectre; la fuschine en dissolution très-étendue offre une bande à chaque extrémité du vert, les sels d'urane en montrent deux, l'une à la limite du vert et du bleu, l'autre dans l'indigo; l'alun de chrôme éteint toutes les couleurs, sauf le rouge dans lequel apparaît une une bande voisine de la limite d'absorption totale; le chlorure de cobalt couvre d'un voile distinct le rouge moyen; le chlorure de nickel concentré projette une légère ombre au milieu du vert; les sels de lanthane, de didyme, tout à fait incolores, se caractérisent également par des raies particulières sur lesquelles M. Lecoq de Boisbodron a fait récemment un intéressant travail. La dissolution alcoolique de bile laisse voir une bande dans le rouge, deux dans le vert. Le sang plus ou moins étendu d'eau manifeste deux bandes d'absorption douées de caractères spéciaux et tels que la médecine légale en tire aujourd'hui un utile parti. (Voir PREYER, *Die Blutskristalle*, 1 broch. in-8°; Iéna, 1871.)

I.

Caractères spectroscopiques des dissolutions de Chlorophylle.

La Chlorophylle a de nombreux dissolvants parmi lesquels on doit citer l'alcool, le chloroforme, l'éther, le sulfure de carbone, les huiles minérales, les essences végétales, les huiles grasses. On obtient facilement une solution concentrée en faisant macérer, à froid ou à une douce chaleur, des feuilles récemment cueillies et contusées, avec le liquide dont on a fait choix. Cette dissolution, filtrée et soumise au spectroscope, laisse apparaître dans le champ de l'instrument de magnifiques bandes noires dont la position, le nombre, la largeur, l'intensité, peuvent varier dans des limites assez étendues.

Les premières indications relatives à cet ordre de phénomènes remontent déjà assez loin et sont dues à Brewster qui, en 1834, annonça la présence d'une bande noire séparant le rouge du vert dans l'image spectrale de la chlorophylle.

Cette question est devenue, depuis cette époque, l'objet de nombreux mémoires que je ne m'arrêterai pas à analyser ici, désirant me borner pour l'instant aux recherches qui me sont personnelles et qui se rattachent plus spécialement aux problèmes que j'ai eu l'intention d'étudier.

L'appareil qui convient le mieux pour ces sortes de recherches est le spectroscope à un prisme, de M. Duboscq, dont le micromètre est réglé de telle sorte que la raie brillante de la soude coïncide avec le n° 40. Dans mes expériences, la raie A de Fraünhoffer correspondait avec le n° 10, et la raie H avec la division 150. On obtenait un réglage à peu près identique en amenant la raie verte du thallium sur le n° 60. Partant de là, il sera toujours facile de rendre les observations comparables.

Comme source de lumière, je me suis très-bien trouvé d'une lampe à gaz à double courant d'air, ou d'une lampe modérateur ordinaire. La distance de la source au spectroscope était d'environ un mètre, et la lumière était concentrée sur la fente de l'appareil à l'aide d'une lentille de 15 à 20 centimètres de foyer.

Les solutions à examiner peuvent être placées dans des tubes à essai, ou mieux dans de petites fioles dites *cols droits*, de divers diamètres, qu'il faut avoir soin de choisir sans stries ni bulles. On pose ces fioles sur une petite tablette, devant la fente verticale du spectroscope, de manière que les rayons lumineux réfractés viennent converger sur l'ouverture de l'instrument. Toutefois, il est préférable de se servir de petites cuves rectangulaires plus longues que larges, à glaces parallèles, ou bien de petits flacons de même forme (1) offrant, suivant leurs dimensions opposées, des épaisseurs que l'on peut faire varier à volonté en obliquant plus ou moins la longue face de la cuve, ou du flacon, par rapport au rayon incident.

Dans le spectre d'une teinture alcoolique de chlorophylle convenablement diluée, on distingue six raies ou bandes sombres se détachant plus ou moins sur les couleurs voisines. L'une de ces bandes apparaît dans le rouge moyen, la seconde dans le rouge voisin de l'orangé, une autre entre le jaune et le vert, la quatrième au milieu du vert, et les deux autres dans le bleu. Ces dernières sont en général très-pâles et difficiles à discerner ; il en est de même de la troisième, de telle sorte que la plupart du temps l'observateur n'a à tenir compte que des deux premières et de la quatrième. On comprend

(1) Ces petits flacons ont trois grandeurs différentes et ont été faits, sur mes indications, à la cristallerie de Baccarat. Ils sont très-commodes pour des observations de cette nature, et je ne saurais trop en recommander l'emploi.

dès lors combien serait vague et incertain le caractère spectroscopique de la chlorophylle si la réunion de toutes ces bandes était nécessaire pour préciser la substance. Il n'en est rien heureusement, la première bande suffit (toutes les autres sont celles que j'ai appelées *surnuméraires*), et constitue pour la chlorophylle une propriété spécifique dont je résume les qualités par les trois mots : *sensibilité, sûreté, généralité.*

Cette bande, en effet, peut varier de largeur, mais elle possède toujours une teinte foncée et des contours nets et bien dessinés, elle ne s'écarte guère de 20 à 22° du micromètre, réglé comme il a été dit. Elle apparaît encore lorsqu'on étend la dissolution, alors que toutes les autres bandes d'absorption ont depuis longtemps disparu. Je me suis assuré, à l'aide de dosages très-exacts, que de l'alcool contenant moins de $\frac{1}{10000}$ de chlorophylle laissait encore apercevoir cette bande dans le rouge d'une façon non équivoque et toujours à la même place. Les tubes en verre à obturateurs parallèles de l'appareil de polarisation de Biot sont d'un usage fort commode pour augmenter la longueur de la colonne liquide soumise aux rayons lumineux, et peuvent permettre à un œil exercé de reculer plus encore la limite que je viens d'assigner.

La seconde qualité de cette bande d'absorption, c'est-à-dire la sûreté de son indication, consiste dans le dédoublement dont elle est l'objet sous l'influence des alcalis.

On peut arriver à ce résultat, soit en faisant bouillir une dissolution alcoolique de chlorophylle avec un petit fragment de potasse, soit, et mieux encore, en traitant directement la matière verte des feuilles par de l'eau à l'ébullition contenant $\frac{1}{100}$ de potasse. L'eau qui, dans les conditions ordinaires, ne retient que quelques millièmes de son poids de chlorophylle, en dissout ici une plus grande quantité et prend une teinte olive foncée. Dans le spectre de la dissolution les bandes *surnuméraires* ont à peu près complétement disparu et la raie spécifique du rouge se trouve dédoublée en deux portions : la première apparaît de 19 à 22° et la seconde de 26 à 29°. Elles se détachent l'une et l'autre très-nettement sur la teinte rouge vif qui les précède, les sépare et les suit [1]. Cette eau mère, placée dans l'obscurité, conserve très-longtemps ses

(1) Le même dédoublement par les alcalis peut se produire à froid sous l'influence de la lumière et plus lentement dans l'obscurité. C'est à cette propriété que les olives doivent l'apparition d'une double raie noire dans le rouge lorsqu'on examine le spectre de leur dissolution alcoolique. On sait, en effet, que les olives destinées à l'usage de nos tables, sont maintenues pendant quelque temps dans une saumure alcalisée qui corrige la saveur amère et désagréable qu'elles ont naturellement.

propriétés, et, en l'évaporant à siccité au bain-marie, elle donne un résidu qui, traité par l'alcool, offre identiquement la même raie dédoublée.

En reprenant par l'alcool les feuilles qui surnagent la dissolution aqueuse, on reconnaît sur la teinture verte ainsi obtenue un dédoublement identique, sinon plus net, de la même bande.

La réaction en question réussit à merveille, non-seulement avec des feuilles vertes récemment cueillies, mais encore à l'aide de feuilles sèches, en un mot avec toute chlorophylle ayant subi l'action du temps, de l'air ou des acides, ou celle qui se trouverait accidentellement mélangée à divers produits. Si j'ajoute que ni les raies du sang, ni les raies de la bile, ni celles d'aucun liquide organique ne présentent des propriétés analogues, j'aurai suffisamment démontré la sûreté du caractère dont il s'agit ici.

En dernier lieu, j'ai dit qu'une troisième propriété de cette bande était sa généralité, c'est-à-dire qu'elle se retrouve toujours et partout où existe de la chlorophylle. En effet, le mélange d'une ou plusieurs matières de couleurs différentes ne met nullement obstacle à l'apparition de la raie noire spécifique. C'est ainsi que les teintures jaunes de safran, de curcuma, qu'une solution rouge de fuschine, que celle de tournesol, additionnées d'une certaine quantité de chlorophylle alcoolisée, laissent apparaître immédiatement, au milieu du rouge, le trait noir caractéristique de cette couleur, tandis que les bandes des autres couleurs peuvent être plus ou moins dissimulées.

Un mélange de deux dissolutions étendues, l'une de sang ou de bile, l'autre de chlorophylle, permet encore d'apercevoir, sans s'y méprendre, quelques-unes des raies spécifiques de ces différentes substances et d'en reconnaître les propriétés spéciales.

La chlorophylle, si facile à modifier au point de vue organique, quand on envisage les fonctions qu'elle est appelée à remplir dans le règne végétal, jouit, au contraire, d'une fixité remarquable si on en considère seulement les propriétés spectroscopiques.

Sans doute, les agents d'oxydation, tels que l'ozone, l'eau oxygénée, le chlore, la détruisent immédiatement et sans retour. Les acides, au contraire, faibles ou concentrés, l'iode, le travail digestif, laissent aux bandes d'absorption une persistance et une netteté sur lesquelles je ne saurais trop insister.

Le mélange d'un sel métallique avec la chlorophylle permet encore d'apercevoir pendan quelques instants les raies spécifiques de cette dernière, mais la liqueur ne tarde pas à se troubler par suite de la précipitation de la chlorophylle et, après filtration, le liquide ne donne plus de bandes.

Dissoute dans l'alcool, elle est, en très-peu d'instants, détruite par l'action de la lumière tandis qu'en dissolution dans les huiles grasses ou minérales elle possède une inaltérabilité fort curieuse dont nous ferons, plus loin, ressortir les conséquences et les applications.

II.

La Chlorophylle dans les produits de la digestion. Applications.

Grâce à la sensibilité, à la sûreté et à la généralité du procédé spectral, j'ai pu retrouver aisément la chlorophylle dans les résidus de la digestion et m'assurer, par la simultanéité de ses divers caractères, qu'elle n'avait éprouvé ainsi d'autre altération que celle que le temps ou les acides lui font ordinairement subir.

En traitant les excréments humains ou ceux de divers animaux par l'alcool, on obtient une liqueur qui absorbe d'une manière assez complète les couleurs les plus réfrangibles du spectre, en même temps que dans le rouge moyen et l'orangé apparaissent deux des raies de la chlorophylle. Suivant certaines circonstances physiologiques ou pathologiques faciles à prévoir, la région verte est altérée par une bande noire qui dépend du spectre de la bile plus ou moins mêlée aux fécès.

Pour réussir sûrement ces diverses expériences, on commence par évaporer les matières fécales au bain-marie jusqu'à siccité; on en fait ensuite une poudre qui, reprise par l'alcool, fournit une teinture légèrement colorée en brun et qui, soumise au spectroscope, donne, indépendamment de la raie spécifique, plusieurs raies surnuméraires de la chlorophylle. S'il pouvait régner quelque doute sur la nature de ces raies, le traitement par la potasse, tel que nous l'avons indiqué plus haut, suffirait pour le faire cesser; la raie spécifique se dédoublant aussitôt.

C'est ainsi que j'ai pu m'assurer de la présence de la chlorophylle dans les résidus de la digestion, non-seulement chez l'homme, mais chez tous les animaux herbivores et même omnivores soumis à une alimentation mélangée.

Les animaux dont j'ai examiné les produits sont : le cheval, la vache, le mouton, la chèvre, le chien, le chat, le lapin, la cantharide, le hanneton, diverses chenilles, le limaçon. Tous ont permis d'obtenir non-seulement la raie spécifique, mais plusieurs raies surnuméraires propres à la chlorophylle. Je me hâte, toutefois, d'ajouter que chez les herbivores le phénomène s'est manifesté avec une netteté infiniment plus grande que chez les omnivores. Avec tous il a été facile de faire varier les apparences en modifiant le régime alimentaire; ainsi, en nourrissant un chien et un chat exclusivement de viande pendant plusieurs jours, on arrive à diminuer l'intensité de la raie spécifique et même à la faire disparaître complétement. Des poulets élevés en liberté dans un jardin et d'autres nourris en endroit clos avec du son ou du grain, m'ont présenté des différences analogues. Chez les herbivores, et chez le lapin en particulier, cette disparition n'a jamais lieu complétement. Ayant soumis, pendant plusieurs jours, des lapins à un régime alimentaire dépourvu de chlorophylle (pommes de terre, carottes, etc.), j'ai toujours retrouvé la raie noire du rouge dans les produits examinés, résultat qui correspond à un fait connu des physiologistes, à savoir que le tube digestif d'un lapin, même après un jeûne rigoureux de plusieurs jours, ne se vide jamais complétement, tandis que chez les omnivores, l'évacuation intestinale finit toujours par devenir à peu près complète avec le temps.

En opérant sur les résidus digestifs d'un homme en bonne santé et dans les conditions normales d'alimentation, on a pu constater qu'après trois jours d'abstinence d'aliments chlorophyllés, le caractère de la chlorophylle cessait d'apparaître et qu'il se montrait dès le lendemain du jour où l'on reprenait un régime mêlé de matière verte (salade, épinards, etc.). On comprend dès lors tout le parti que le physiologiste ou le médecin devra, dans certains cas, tirer de phénomènes de cette nature.

La toxicologie, la médecine légale, pourront, elles aussi, invoquer les caractères optiques de la chlorophylle pour éclairer certaines questions avant que les forces chimiques n'interviennent et ne désorganisent les produits à analyser.

Du vin, par exemple, est-il soupçonné empoisonné à l'aide de teinture ou de suc de ciguë, de belladone, etc.? Un simple examen spectral, sans porter la certitude dans les esprits, pourra donner plus ou moins de probabilité à l'accusation, et en même temps mettre sur la voie des opérations auxquelles l'expert devra postérieurement se livrer. Les matières de vomissements ou celles contenues dans l'estomac et dans les intestins, examinées de la même manière, permettront, elles aussi, suivant les circonstances, de fournir des renseignements utiles pour diriger l'analyse.

Le pharmacien pourra, de son côté, sinon distinguer complétement les alcoolatures d'avec les teintures, constater du moins l'altération que ces diverses préparations ont éprouvée par l'effet du temps ou de la lumière (1). En passant en revue un grand nombre de teintures pharmaceutiques, j'ai reconnu dans celles de cantharides quelques-unes des raies de la chlorophylle et spécialement les bandes du rouge et de l'orangé. Cette liqueur, préparée avec l'alcool, suivant les prescriptions du Codex, est d'un vert brun assez foncé, couleur que l'on pourrait attribuer à la matière verte des élytres ou des pattes du petit animal. Mais, indépendamment que ces pigments sont insolubles dans l'alcool, il y a un moyen direct de démontrer que cette apparition de raies est due à la présence, dans les intestins, de la chlorophylle provenant des feuilles dont se sont nourris ces insectes. Il suffit d'examiner séparément deux teintures préparées, l'une avec les élytres et les pattes

(1) Cette application a été contestée par M. Millardet dans une note insérée au tome LXXVI, p. 105, des *Comptes rendus de l'Académie des Sciences*. Pour se convaincre du peu de valeur de l'objection, il suffit de se rappeler que deux dissolutions peuvent présenter des teintes en apparence tout à fait identiques et se comporter d'une manière toute différente au point de vue spectral; d'un autre côté, des dissolutions même incolores, comme le sont celles de didyme ou de lanthane, font naître des raies d'absorption dans certaines régions du spectre. Ainsi donc, par la couleur seule il est impossible de juger de la nature ou de l'état d'une dissolution. L'analyse spectrale seule pourra donner à ce sujet des indications certaines. Sans doute le procédé exige une certaine habitude et n'entrera pas de sitôt dans la pratique de l'officine; la plupart des procédés analytiques du ressort de la physique sont dans le même cas. Une telle considération ne saurait diminuer en rien leur rigueur ainsi que l'intérêt qui s'attache à leur étude.

seules, l'autre avec le reste du corps, et principalement l'abdomen. La première, à peine colorée, n'a pas amené au spectroscope de résultats appréciables; la seconde, fortement teintée, a fourni de prime abord, au milieu du rouge, une raie noire nettement accusée, dont il a été facile de réaliser le dédoublement par l'action de la potasse.

Un résultat analogue a été obtenu avec le contenu intestinal *d'un seul hanneton*, contenu pesant 0g017 et qui, dans 750c cubes d'alcool, a pu manifester encore les caractères de la chlorophylle. C'est le fait le plus saillant que je puisse citer pour donner une idée de la sensibilité du procédé.

Un autre résultat, non moins intéressant, mérite également d'être signalé ici, c'est le fait du peu d'altérabilité de la chlorophylle soustraite à l'action de l'air et de l'humidité. Ainsi, une teinture obtenue avec des cantharides conservées depuis trente ans dans un droguier, offre des caractères optiques tout à fait analogues à ceux d'une liqueur préparée avec des cantharides récentes.

D'un autre côté, la lumière, dont l'action décolorante est si énergique sur les teintures alcooliques, ne produit qu'un effet très-lent et pour ainsi dire insensible sur les dissolutions huileuses de chlorophylle. Pour s'en convaincre, il suffit d'exposer au soleil, pendant quelques heures, deux flacons contenant, l'un de la teinture de belladone, par exemple, l'autre de l'huile de la même plante; la première perd rapidement sa couleur en même temps que ses propriétés spectrales; la seconde, au contraire, conserve sa teinte verte et continue à jouer le même rôle à l'égard du prisme. Ce fait est d'autant plus intéressant qu'il permet de se rendre compte comment la matière verte de certaines plantes à feuilles dites persistantes, peut demeurer intacte longtemps dans l'arrière-saison, à la faveur des matières grasses ou résineuses contenues dans le tissu du végétal.

Toutes ces recherches comporteraient bien d'autres détails, dans lesquels je ne puis entrer ici et qui seront consignés dans un mémoire spécial. Le but de ce travail étant, ainsi que je le disais en commençant, de faire ressortir les utiles applications que l'on peut immédiatement et rigoureusement tirer de ces sortes de phénomènes, au point de vue physiologique, toxicologique ou pharmaceutique.

III.

Quelques mots relatifs aux objections soulevées à l'occasion de mon travail par M. Millardet.

A la suite de la première note que j'ai adressée à l'Académie des sciences sur les raies de la chlorophylle (*Comptes rendus*, 30 déc. 1872), il a été fait par M. Millardet un certain nombre de réflexions (même recueil, 13 janv. 1873) sur lesquelles je ne puis me dispenser de dire un mot ici. Comme d'une part elles affectaient, à mon égard, un caractère tout personnel, il est facile d'apprécier les motifs qui m'ont empêché d'y répondre dans les *Comptes rendus*; d'un autre côté, envisagées au point de vue scientifique, elles nécessitaient de nouvelles expériences que mes occupations et la saison surtout ne me permettaient pas d'entreprendre sur-le-champ.

Sans vouloir entamer de discussion, je commencerai par observer que dans une question aussi vaste et aussi complexe que celle dont il s'agit ici, deux parts sont à faire : celle des faits acquis à la science (1), puis celle des

(1) Voir G. Krauss. 1 broch. in-8° intitulée : *Zur Kenntniss der Chlorophyll farbstoffe*, et publiée à Stuttgard en 1872.

phénomènes découverts par ceux qui plus tard peuvent aborder le même sujet. Je n'ai jamais entendu, en matière scientifique, procéder par voie d'annexion, pas plus vis-à-vis des Allemands qu'à l'égard de tout autre savant. Les expériences que j'ai entreprises depuis bientôt un an, les découvertes qui en sont le fruit, communiquées à l'Académie des sciences (1) et connues aujourd'hui de tous les hommes compétents, prouvent combien étaient incomplètes jusque-là, souvent même erronées, nos connaissances sur ce sujet et confirment l'injustice des insinuations dirigées contre moi.

Cela posé, les objections formulées se réduisent à ce qui suit :

1° « Les Allemands admettent sept bandes « d'absorption dans le spectre de la chlorophylle « normale et pareil nombre dans celui de la « chlorophylle altérée, tandis que dans ma pre- « mière note je n'en indique que quatre. »

Discuter si ce nombre de sept est exact et s'il ne doit pas être réduit (à six tout au plus), me semble chose assez futile, attendu que ces raies, ainsi que je l'ai démontré, ne peuvent toutes être invoquées comme caractère spécifique de

(1) *Comptes rendus*, 30 décembre 1872, 13 janvier, 3 mars, 21 avril, 28 avril, 19 mai 1873.

la substance verte des feuilles, pure ou altérée, à cause des conditions variables de leur visibilité. Toujours est-il que, dans les conditions où je me suis primitivement placé, il n'y a jamais que quatre bandes visibles.

Par suite de l'action isolée ou simultanée de la chaleur, de la lumière, des dissolvants (*Comptes rendus*, 21 et 28 avril 1873), il se produit dans les phénomènes spectroscopiques de la chlorophylle une certaine complication contre laquelle je me suis tenu en garde en concentrant surtout mon attention sur une seule de ces bandes, celle qui apparaît au milieu du rouge et que j'ai nommée *spécifique*. Son importance n'échappera à personne depuis que je lui ai reconnu cette singulière propriété de se dédoubler sous l'influence de la potasse (*Comptes rendus*, 3 mars 1873).

2° .....« Ce dernier auteur (KRAUSS) a déter-« miné avec la plus grande précision l'analogie « qui existe entre les phénomènes d'absorption « que présentent les solutions altérées dont il « vient d'être question (par l'action des acides) et « ceux que manifestent des solutions alcooliques « de préparation ancienne. »

Ces conclusions ne sauraient être admises sans réserves. En effet, l'action des acides sur la chlorophylle est bien différente selon que cette substance appartient à une jeune pousse, à des feuilles de récente formation, ou bien est empruntée à des feuilles épanouies depuis un certain temps; aussi y a-t-il lieu de distinguer les raies *accidentelles* passagères et les raies *surnuméraires* permanentes (*Comptes rendus*, 19 mai 1873). D'un autre côté, la matière verte dans des feuilles séchées avec soin à l'abri de la lumière, donne des solutions dont l'apparence se confond à première vue avec celle des dissolutions de feuilles fraîches. L'action des acides peut seule accuser la différence. Enfin les raies *surnuméraires* qui surgissent sous l'influence d'un acide organique ou d'une faible quantité d'acide chlorhydrique ont des caractères bien différents de celles qui se produisent par l'addition d'un *excès* d'acide minéral. Ces raies correspondent à deux réactions chimiques étudiées, il y a quelques années, avec soin, l'une par M. Filhol, l'autre par M. Frémy.

3° « La simple vue suffit, me dit-on, et donne « des résultats tout aussi précis que le spectroscope pour distinguer en pharmacie une alcoolature (c'est-à-dire une solution de chlorophylle fraîche) d'avec une teinture (autrement « dit une solution contenant de la chlorophylle

« altérée). » L'inspection seule d'une dissolution pas plus que sa couleur, ne saurait renseigner sur la nature des bandes d'absorption vues à l'aide du spectroscope. Il y a des dissolutions colorées qui ne font naître aucune bande; d'autres tout à fait incolores, ou à peu près, qui en produisent; quelques-unes enfin, douées de la même couleur, qui donnent des bandes tout à fait distinctes. Les dissolutions de chlorophylle accusent des différences de cet ordre. Chacun sait aussi que, dans ces dernières, les bandes se modifient à la longue; il est donc possible, par une étude convenablement suivie, de déterminer, sinon avec précision, du moins dans certaines limites, l'état et la date des préparations officinales dans lesquelles on rencontre la matière colorante des feuilles (1).

4° M. Millardet critique en dernier lieu des conclusions d'*ordre physiologique* qu'il *suppose* que je tire de mon travail, et il ajoute : « L'identité de la chlorophylle a été démontrée pour « tous les végétaux capables d'assimiler, et j'ai « la confiance que mes recherches personnelles « ont contribué à ce résultat. En conséquence « il est inadmissible que le rang qu'occupe une « plante dans la classification, le climat, la

(1) Voir plus haut, page 15.

« température, l'exposition, le sol, exercent sur « la composition de ce pigment la moindre « influence. » Or, ma première note, celle qui a fait l'objet de ce débat, ne renferme aucune affirmation contraire à ces principes; il y est simplement question d'*analyse spectrale* et nullement de la composition du pigment désigné sous le nom de chlorophylle, bien que sur ce point il soit cependant possible de faire d'importantes réserves. Voici, du reste, en quels termes je m'exprimais :

« Lorsqu'on examine au spectroscope une « solution alcoolique de chlorophylle, on voit « apparaître dans le champ de l'instrument de « magnifiques bandes noires dont la disposition, « le nombre, la largeur, l'intensité, peuvent « varier dans des limites assez étendues; aussi, « pour pouvoir tirer de ces données des déductions sûres, est-il indispensable de formuler « exactement les conditions générales de l'expérience. Ces conditions peuvent dépendre « évidemment de la *nature* de la plante dont les « différentes parties sont *neutres, acides* ou « *alcalines;* de son *rang* dans la classification « végétale, puis, pour une même plante, de « l'*âge,* du *climat,* de la *température,* de la *saison,* de l'*exposition,* du *sol;* enfin de la *nature*

« *du dissolvant* employé, que l'on peut faire « varier lui-même de mille manières.»

Ces différentes assertions ne sont pas de vains mots, et je les appuie par des faits assez saillants pour que chacun puisse au besoin les contrôler.

Nature de la plante : *neutre* (chlorophylle empruntée à la majeure partie des végétaux); elle produit alors les phénomènes optiques que l'on peut appeler *normaux* et sur lesquels il est inutile de revenir en ce moment. Pourtant je dois dire que certains végétaux renferment des matières colorantes, sucs propres ou autres, qui modifient considérablement les apparences spectrales : il suffit de citer les phénomènes qui nous sont offerts par la dissolution alcoolique d'*Hypericum perforatum*. — *Acide* (*Rumex acetosa, Oxalis stricta*); elle donne naissance à ces bandes accidentelles dont j'ai indiqué la production (*Comptes rendus*, 19 mai 1873). — *Alcaline* (*Chenopodium vulvaria*); après quelques jours de préparation, ou chauffée dans un tube bouché, la solution alcoolique laisse apparaître le dédoublement de la bande spécifique [1].

(1) On sait que cette plante contient un alcali organique, la propylamine, indiquée pour la première fois par M. Dessaignes, de Vendôme, en 1857.

Rang dans la classification végétale. Plusieurs lichens, dans la période active de leur végétation, présentent les bandes surnuméraires de la chlorophylle altérée et nullement celles de la chlorophylle récente, quel que soit le soin apporté à la préparation de la dissolution.

Age de la plante, *saison* où elle est récoltée. Ces deux circonstances peuvent, à certains égards, se confondre. La chlorophylle empruntée aux feuilles centrales d'un chou, par exemple, contient une plus grande quantité de matière jaune que les feuilles vertes extérieures. Certains végétaux dont les feuilles changent de teinte en vieillissant (ils sont nombreux), n'offrent pas le même spectre à toutes les époques de leur vie. L'action des acides sur des feuilles parfaitement fraîches et vertes, les unes jeunes, les autres anciennement formées, est très-distincte, je le rappelais tout à l'heure. Avec les plantes dont les feuilles présentent des colorations variées et que la culture permet de modifier, on peut reconnaître aisément l'influence que le *climat*, la *température*, l'*exposition*, le *sol*, apportent dans les apparences spectrales. Des expériences multipliées ont été réalisées sur les diverses variétés de choux et de betteraves.

Quant à la *nature du dissolvant*, il suffit

de rappeler la différence exercée par l'action de l'alcool ou celle des nombreux liquides que j'ai examinés. (*Comptes rendus*, avril 1873.)

Je borne là ma réponse; le lecteur prononcera lui-même un jugement auquel je me soumets d'avance, n'ayant avant tout d'autre désir que le triomphe de la vérité scientifique.

IV.

Résumé des manipulations relatives à l'analyse spectrale de la chlorophylle et en général des liquides colorés donnant des bandes dites d'absorption.

1° Disposition de l'appareil spectral [1] (spectroscope à un prisme de M. Duboscq); source de lumière [2] à 1 mètre, concentrée par une lentille (lampe modérateur ordinaire ou bec à couronne); réglage de l'ouverture de la fente; mise au point du micromètre à l'aide de la raie du sodium (n° 40) ou celle du thallium (n° 60); cuves ou petits vases rectangulaires [3] pour les dissolutions (prendre, à défaut de vases spéciaux, de petites fioles, dites *cols droits*, de 5 à 10 cent. c.); petit support à tablette devant la fente.

2° Préparation d'une dissolution alcoolique de chlorophylle; contuser rapidement la plante dans un mortier de porcelaine, arroser d'alcool

(1) L'appareil à un prisme donne une plus faible dispersion mais en même temps absorbe moins de lumière que les appareils polyprismes avec lesquels les bandes sont plus pâles et moins bien définies.

(2) Pour une recherche superficielle et rapide on pourrait se contenter de la flamme d'une bougie ou de celle d'un simple bec de Bunsen ; les bandes extrêmes ne se voient bien qu'avec un très-fort éclairage, tel que la lampe de Drumond ou celle de Bourbouze.

(3) On obtient ainsi, avec le même flacon ou à l'aide de la même cuve, deux effets différents selon qu'on observe par le plat ou par la tranche.

à 36° et filtrer à l'abri d'une trop forte lumière.

3° Dissolution de la chlorophylle dans un liquide quelconque : éther, chloroforme, sulfure de carbone, huile essentielle végétale, huile grasse, etc. — Séparation des principes jaune et vert, en agitant une dissolution alcoolique avec une huile minérale rectifiée (procédé allemand).

4° Examen des raies d'une dissolution alcoolique récente ; *raie spécifique dans le rouge ;* raies *surnuméraires* dans l'orangé, le jaune et le vert. — Disparition des raies surnuméraires dans une dissolution étendue. — Permanence de la raie spécifique en augmentant la dilution de la liqueur. — Sensibilité des indications. — Usage des tubes de Biot.

5° Raies *accidentelles* produites dans le rouge extrême par quelques gouttes d'acide chlorhydrique ajoutées à une dissolution alcoolique de chlorophylle de récente formation (ortie, lilas, vigne, lierre, etc.).

6° Raies *surnuméraires* et permanentes produites dans les mêmes conditions à l'aide d'une dissolution alcoolique de chlorophylle datant de quelques jours, ou empruntée à des feuilles fraîches, mais depuis longtemps formées. Raies dans l'orangé, le jaune, le vert et le bleu. — Distinction à opérer selon qu'on traite la dissolution par un excès d'acide ou par quelques gouttes seulement d'un acide minéral ou organique. (Frémy, Filhol.)

7° Identité des raies produites en dernier lieu, avec celles d'une dissolution déjà ancienne de chlorophylle ou d'une dissolution de feuilles sèches; extinction graduelle de ces raies à la suite d'une insolation prolongée; différence d'action des rayons de diverses couleurs.

8° Caractères particuliers de la raie dite *spécifique* (celle du rouge); son dédoublement par la potasse (solution aqueuse au $\frac{1}{100}$) à la suite d'une ébullition de quelques minutes, ou bien à froid et à la longue dans l'obscurité, ou plus rapidement à la lumière et en particulier à la lumière verte.

9° Raies ou bandes étrangères, propres à certaines plantes (hypericum perforatum, chou rouge, noisetier rouge, etc.), se manifestant naturellement ou sous l'influence de divers réactifs.

10° Comparaison des raies de la chlorophylle avec celles d'autres liquides organiques colorés, tels que bile ou sang (1).

11° Recherches de la chlorophylle dans les

(1) Les raies de la bile ont été étudiées par M. Ritter, professeur de chimie physiologique à la Faculté de médecine de Nancy; les caractères de celles du sang sont présentés en détail par M. Preyer, dans son opuscule intitulé : *Die Blutkrystalle.*

produits colorés, dans les résidus de la digestion de divers animaux, dans l'intestin des insectes (cantharides, hannetons), des mollusques (limaçons), des chenilles, etc.

12° Enfin les mêmes phénomènes peuvent encore être présentés et étudiés dans l'ordre suivant :

A. *Absorption des régions extrêmes du spectre.*

a. **Bleu céleste**, ne laisse voir que du vert, du bleu et du violet, ou bien du bleu et du violet seulement.

b. **Fuschine** (dissolution rouge) : extinction de toutes les couleurs, sauf le rouge.

c. **Chlorure de Nickel**, laisse apparaître le vert et le bleu ou le vert seulement.

B. *Absorption locale par bandes plus ou moins nombreuses.*

a. **Fuschine** (dissolution rose) : une bande à chaque extrémité du vert.

b. **Chlorure de Cobalt :** voile distinct sur le rouge moyen.

c. **Alun de chrôme :** large bande au milieu et une bande très-fine dans le rouge moyen vers 20°.

d. **Manganate de potasse :** cinq ou six magnifiques bandes dans le vert.

e. **Chlorophylle** pure ou traitée par divers agents.

f. **Hypericum perforatum** en dissolution alcoolique : raies spécifiques accompagnées de 3 ou 4 autres bandes.

C. *Expériences de contrastes entre des liquides doués de la même coloration, ou à peu près, et produisant des raies différentes.*

Rouge.

a. **Fuschine,** le rouge seul apparaît.

b. **Fuschine** avec une ou deux gouttes de chlorophylle (bande spécifique).

Rouge moins foncé tirant sur l'orangé.

a. **Chlorure de cobalt :** léger voile dans le rouge moyen.

b. **Hypericum perforatum.**

Rose.

a. **Fuschine étendue :** une bande à chaque extrémité du vert.

b. **Manganate de potasse.**

Vert clair.

a. **Chlorure de Nickel :** pas de bande.

b. **Chlorophylle fraîche** plus ou moins étendue : bandes variables.

c. **Chlorophylle traitée par KO :** dédoublement de la raie spécifique.

Vert foncé.

a. **Chlorophylle** en dissolution dans l'**huile d'amandes** (huile de belladone).

b. **Chlorophylle** en dissolution dans la **benzine.**

Vert olive.

a. **Chlorophylle traitée par HCL.**

b. Résistance de la chlorophylle à l'action de **l'iode.**

Jaune.

a. **Huile de colza :** bande spécifique de la chlorophylle plus une autre dans l'indigo.

b. **Xantophylle** par le procédé allemand : deux bandes, l'une dans le bleu, l'autre peu distincte, mais visible à l'aide d'un bon éclairage dans l'indigo.

c. **Azotate d'Urane :** deux raies distinctes dans le bleu.

Incolore.

Pour compléter la série des contrastes, on peut comparer une dissolution **incolore** de sels de lanthane ou de didyme avec une autre très-étendue et **presque incolore** de chlorophylle.

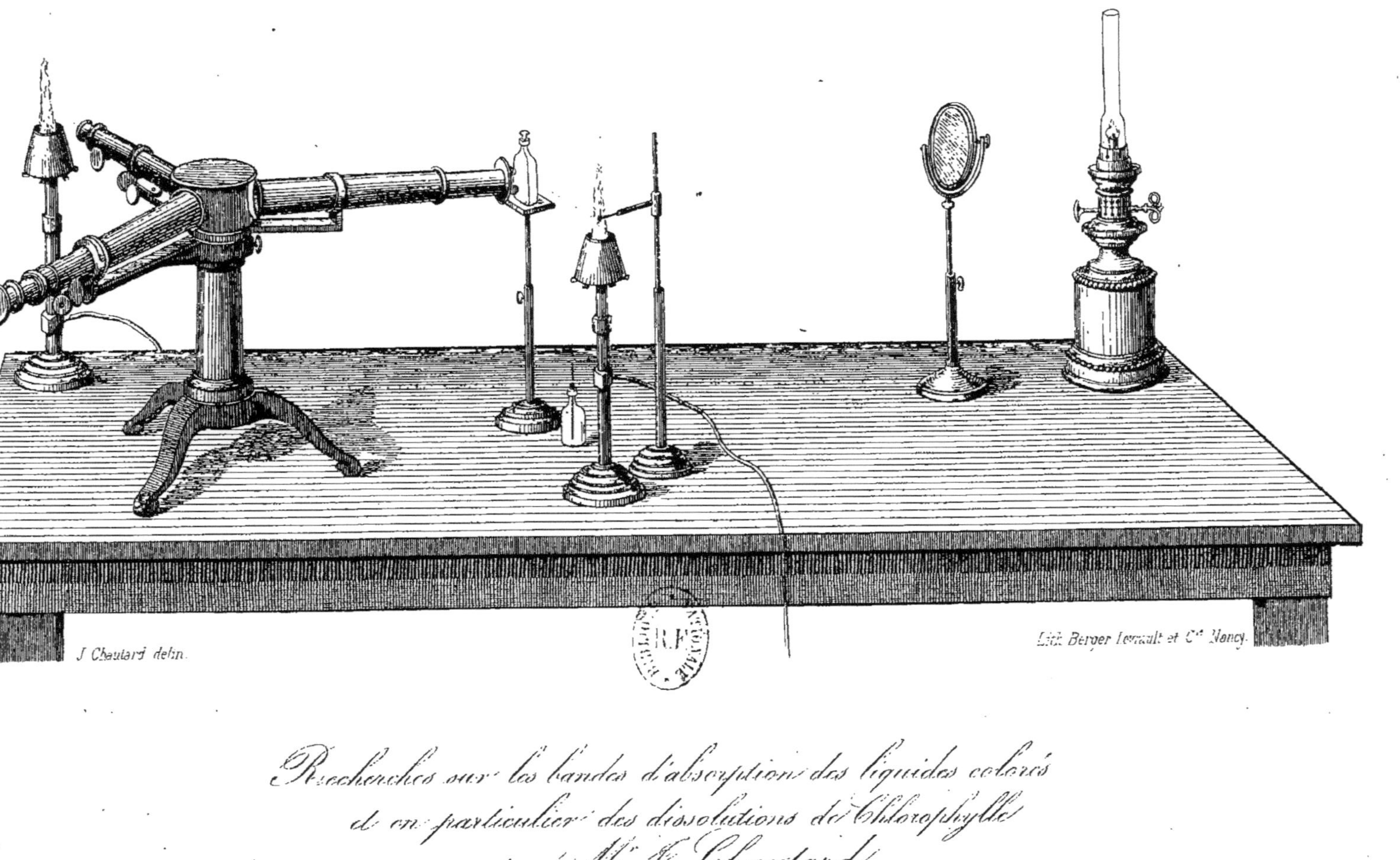

Recherches sur les bandes d'absorption des liquides colorés
et en particulier des dissolutions de Chlorophylle
par M. J. Chautard.

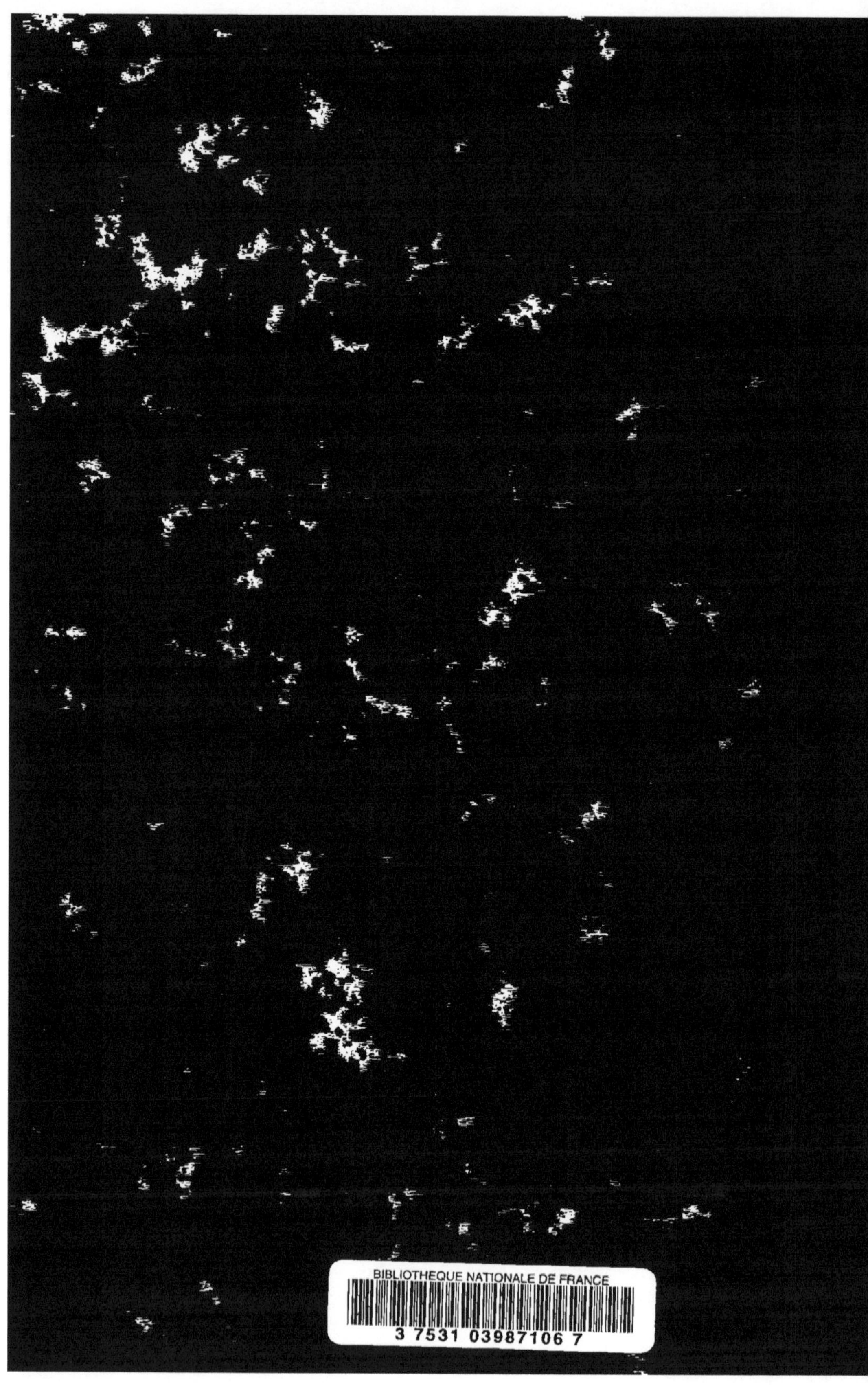

www.ingramcontent.com/pod-product-compliance
Ingram Content Group UK Ltd.
Pitfield, Milton Keynes, MK11 3LW, UK
UKHW020354250726
13967UKWH00005B/2285

9 782012 980020